CONSIDÉRATIONS

PRATIQUES

SUR LE

CROUP EN AUVERGNE

PAR

A. BABU

Docteur en Médecine de la Faculté de Paris, — Membre de la Société médicale
de Clermont-Ferrand.

❖

MÉMOIRE

LU A LA SOCIÉTÉ MÉDICALE DE CLERMONT-FERRAND

le 5 janvier 1857.

RIOM,

IMPRIMERIE DE G. LEBOYER, 3, RUE PASCAL

—

1857.

A LA JEUNE

SOCIÉTÉ MÉDICALE

DE

CLERMONT-FERRAND

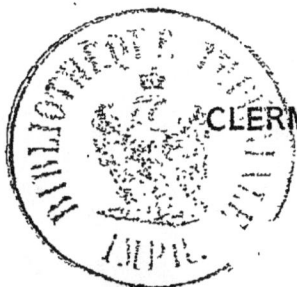

—◆—

Vis et Prospère!

—◆—

1er janvier 1857.

A. Babu.

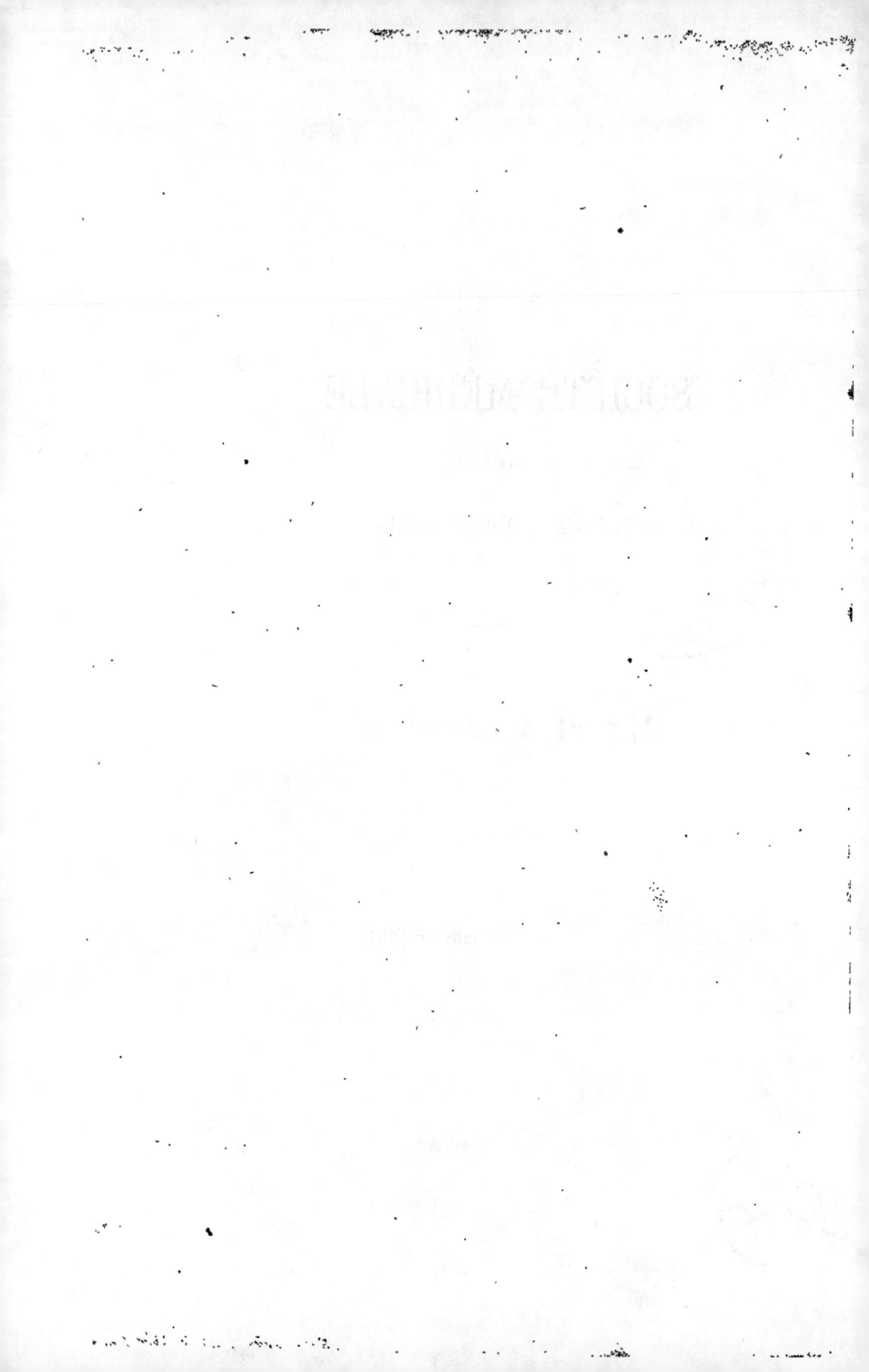

CONSIDÉRATIONS

PRATIQUES

SUR LE

CROUP EN AUVERGNE

PAR

A. BABU

Docteur en Médecine de la Faculté de Paris, — Membre de la Société médicale
de Clermont-Ferrand.

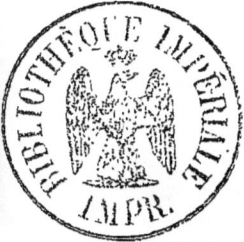

MÉMOIRE

LU A LA SOCIÉTÉ MÉDICALE DE CLERMONT-FERRAND

le 5 janvier 1857.

RIOM,

IMPRIMERIE DE G. LEBOYER, 3, RUE PASCAL

1857.

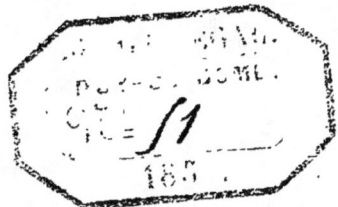

CONSIDÉRATIONS PRATIQUES

SUR LE   i

CROUP EN AUVERGNE

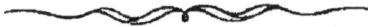

~~~~~~~~

MESSIEURS,

J'aurais désiré qu'une voix plus autorisée que la mienne vînt ouvrir, au commencement de cette année, la série des communications scientifiques au sein de notre jeune Société médicale. J'aurais voulu surtout vous offrir un travail plus complet, et partant plus digne de vous.

Mais, si je me présente sans avoir suffisamment médité mon sujet, et ne connaissant rien encore des règles académiques, c'est moins que je sois poussé par l'impatience d'étaler à vos yeux mes modestes remarques, qu'entraîné par le plaisir de vous faire partager mes espérances, je devrais dire mes convictions, au sujet de la guérison prochaine du corps médical, dont notre confrère Artance a si longuement tracé la maladie.

Ce mal hideux, qui ronge, affaiblit, paralyse ce corps si puissant et si richement doué; ce mal, dont e ne veux pas prononcer le nom; ce mal, dis-je, né de l'isolement, ne résistera pas au remède régénérateur que vous avez eu le courage d'essayer : à *l'Association médicale*. Démonstration nouvelle, Messieurs, de l'incontestable justesse de cette maxime célèbre, inscrite sur notre drapeau :

Contraria, contrariis curantur.

Bientôt, en effet, nos réunions devenant de plus en plus attrayantes par la libre discussion des questions pratiques de notre art, feront naître cette habitude du travail qui rend le courage et réveille les forces. Lutte féconde qui enrichira le savoir de chacun de l'expérience de tous!

Heureux effets, salutaires influences du remède pour la guérison du malade qui se sentira renaître par la bonne harmonie de ses Membres, unis par les liens étroits d'une mutuelle confiance et d'une sincère estime, desquelles naîtront ces bonnes relations confraternelles si désirables dans le double intérêt des clients et de notre considération professionnelle.

Jugez par vous-mêmes, aujourd'hui, Messieurs, du bon résultat si rapidement obtenu parmi nous, grâce à l'héroïque remède.

Je vais vous soumettre quelques considérations pratiques sur le *Croup en Auvergne*, et vous verrez comme déjà votre esprit, dégagé de toute préoccupation secondaire, ne sentant plus qu'une sainte émulation pour arriver au vrai et pour faire le bien, laissera votre expérience et votre savoir venir généreusement à mon secours pour m'aider à combler les lacunes et à rectifier les erreurs contenues dans mon modeste travail; et votre bienveillance même excusera d'elle seule les imperfections de mon langage inhabile.

J'ai choisi le croup, Messieurs, pour sujet de cette première étude, le croup vrai de Home, de Vicusseux, de Jurine, de MM. Bretonneau, Guersent père et Trousseau, le croup, avec ses fausses membranes et ses morts si fréquentes et si rapides, qu'il semble que nous sommes presque désarmés en présence de cette terrible affection.

J'ai choisi cette maladie, à laquelle je conserve son nom si populaire, d'abord à cause de son importance pratique, et parce qu'ensuite j'ai été d'autant plus frappé de sa fréquence dans notre pays, que j'étais venu parmi vous, il y a 6 ans, avec la conviction de n'avoir que très-rarement à la combattre.

Je m'étais réjoui long-temps à Paris au souvenir de la bonne réputation faite à notre contrée par cette phrase du Dictionnaire en 30 v., art. Croup, de M· Guersent père : « On ne connaît presque point le croup dans les montagnes de l'Auvergne; M. Bertrand père, médecin des eaux du Mont-Dore, m'a dit ne l'avoir observé qu'une fois à Clermont pendant une pratique de plus de 25 ans »

Comment ne pas être convaincu par cette affirmation si rassurante, placée sous le patronage d'un confrère si justement estimé dans la science? Surtout que déjà, pendant deux ans passés, au commencement de nos études, à l'Hôtel-Dieu de Clermont, nous n'avions pas vu un seul cas de croup, nous n'en avions même jamais entendu parler.

Mais depuis, combien j'ai été moins heureux que notre illustre confrère! Tous les ans, quelque cas nouveau s'est présenté à mon observation, et je puis compter aujourd'hui dans mes notes 24 cas de croup confirmé. Chiffre énorme, Messieurs, si l'on tient compte des relations restreintes d'un débutant entouré de praticiens nombreux ayant acquis la considération que donnent les longs services rendus avec savoir et probité.

Mais cette différence si grande entre l'observation du savant inspecteur du Mont-Dore et la nôtre, comment l'expliquer?

Faut-il admettre que le croup était moins fréquent autrefois à Clermont, et que nous subissons aujourd'hui la funeste influence de quelque perturbation météorologique qui nous aurait fourni le triste avantage d'observer si souvent cette maladie?

J'ai cherché, mais en vain, dans la science, la possibilité d'un changement dans notre climat si variable d'Auvergne. Rien de ce qui a été fait antérieurement ne peut être comparé d'une manière satisfaisante avec les observations si complètes de

M. le professeur H. Lecoq, de notre Faculté des Sciences, qui ne remontent qu'en 1850.

Je ne pouvais laisser cette importante question sans la résoudre. Les recherches scientifiques ne me fournissant aucune donnée sérieuse, je me suis adressé à la haute expérience de deux de mes maîtres, MM. les professeurs Pourcher jeune et Peghoux, qui m'ont assuré que le croup existait autrefois comme aujourd'hui. M. Peghoux prétend même qu'il était observé plus fréquemment autrefois.

La position toute exceptionnelle de M. Bertrand père, comme praticien dans notre ville, peut expliquer du reste l'affirmation que lui prête l'illustre médecin de l'hôpital des enfants. Médecin d'un service d'adultes à l'Hôtel-Dieu de Clermont, où le croup ne se rencontre presque jamais, M. Bertrand père ne consentait à exercer en dehors de son service d'hôpital que lorsqu'il était appelé par ses confrères pour donner son avis sur les malades qui devaient suivre le traitement de ses eaux minérales; il devait donc se trouver très-peu au courant des maladies des enfants, et surtout de celle des enfants pauvres chez lesquels la laryngite diphthéritique se montre le plus souvent.

Mais nous devons admettre en outre que probablement mal servi par sa mémoire, Guersent père aura traduit d'une manière imparfaite les paroles de notre compatriote.

Cette hypothèse est d'autant plus admissible,

Messieurs, que les renseignements que j'ai pris à la hâte près de quelques confrères de la montagne, me font craindre que cette partie considérable de notre département ne soit pas plus que Clermont à l'abri de l'affection qui nous occupe.

M. le docteur Mallet à Olby, M. le docteur Violle à Pontgibaud, M. le docteur Beauregard à Pontaumur, M. le docteur Bony au Montel-de-Gelat, ont vu assez souvent le croup sévir dans les contrées qu'ils habitent. J'aurais eu, dit M. le docteur Bony, plus souvent à le combattre, si les difficultés de communication et l'insouciance de nos campagnards ne m'avaient mis le plus souvent en présence de cadavres ou d'enfants prêts à rendre le dernier soupir.

Récemment à Tauves, dans cette partie des montagnes si voisine du Mont-Dore, m'écrit M. le docteur Gouyon, une épidémie de croup a littéralement jeté l'épouvante dans toutes les familles : — 26 enfants sont morts en très-peu de temps dans cette seule commune.

Mon ami le docteur Henri Dourif a vu le croup sévir dans les montagnes du canton de Saint-Amand-Tallende. Il l'a observé sous la forme épidémique à Saint-Sandoux et au lac d'Aydat.

A Besse, M. le docteur Morin ne voit que très-rarement le croup, mais il trouve en revanche souvent l'angine-couenneuse épidémique.

Plus loin de nous, dans les montagnes d'*Ambert*, M. le docteur Hivert à Cunlhat; MM. les docteurs

Béal frères à Murat et Vertolaye, ont souvent traité le croup, mais ils ont surtout rencontré des enfants morts ou mourant de cette affection.

Vous le voyez, Messieurs, par cet exposé que j'aurais voulu rendre plus complet, il serait difficile de trouver, dans notre pays, un asile assuré pour ces malheureux enfants entachés par hérédité du vice diphthéritique, que M. Marchal de Calvi proposait, l'an dernier, d'envoyer grandir dans les montagnes de l'Auvergne, pour leur éviter les dangers de l'habitation dans les pays où le croup est fréquent.

Pour ce qui me concerne, je n'ai pas remarqué que telle ou telle partie de notre ville fût plus souvent frappée que l'autre. Quelle que soit leur exposition, tous les quartiers ont également payé leur funèbre tribut.

Les années 1851 et 1852 m'ont fourni un plus grand nombre de malades que les années suivantes. Il m'a semblé que, pendant les mois de mars, avril et mai de ces deux années, nous avons eu à traverser une véritable épidémie diphthéritique, d'autant plus qu'en même temps qu'un nombre plus considérable d'enfants atteints du croup, j'ai eu à traiter à cette époque l'angine couenneuse chez l'adulte et chez quelques enfants.

Ces mois du printemps où la température est si variable dans nos climats, où l'humidité froide succède si rapidement à une température souvent très-élevée, sont, de tous les mois de l'année, ceux qui offrent le plus grand nombre de cas de laryngite-pseudo-membraneuse.

Mais quelle que soit la température, et dans quelque saison que ce soit, on peut craindre le croup dans notre localité, comme le prouvent ceux que nous avons observés : en août 1851 à Royat, en juin 1853 à Montferrand, en septembre 1855 près de Clermont, et enfin en février, juillet et décembre 1856 dans notre ville. Mais ces cas exceptionnels se montrent toujours à la suite des abaissements plus ou moins marqués de la température après les pluies d'orage en été, et pendant le froid humide si fréquent en hiver.

Nous pouvons donc considérer le croup comme une maladie endémique à Clermont, se manifestant, surtout au printemps, sous la forme épidémique plus ou moins accentuée.

Cette idée du croup épidémique à Clermont trouvera peut-être parmi vous des incrédules qui, ne tenant aucun compte de la pratique de leurs nombreux confrères, se laisseront abuser par le chiffre plus ou moins élevé de leur observation personnelle. Quant à moi, ma conviction est faite sur ce point, et je crains bien que, par la suite, nous ne trouvions trop souvent dans nos réunions l'occasion de vérifier la justesse de la thèse que je soutiens aujourd'hui.

Pourquoi, du reste, Clermont, placé entre la plaine et la montagne, se trouverait-il dans des conditions

plus heureuses que les autres parties de notre départe-
tement ?

Pourquoi, en un mot, n'aurions-nous pas à subir
l'influence épidémique dans notre ville, lorsque la
plaine et la montagne sont également soumises à
cette terrible manifestation de la maladie, comme le
prouvent les renseignements cités plus haut pour la
montagne, et les épidémies si récentes d'Aubière,
de Dallet, de Cournon, etc., pour la plaine?

Le croup ne semble pas se montrer à tout âge
dans notre pays. Pour notre compte, nous ne l'avons
jamais observé chez de très-jeunes enfants. — Le
plus jeune de nos malades avait 15 mois; — le plus
âgé 18 ans. C'est entre 3 et 11 ans que le plus grand
nombre a été frappé. Nous savons bien que quelques
confrères ont vu le croup chez des enfants à la ma-
melle. Nous ne connaissons aucune observation
d'adulte ayant eu cette maladie.

Le tempérament lymphatique-sanguin se trouve
le plus souvent noté dans nos observations; peut-être
est-ce moins parce qu'il prédispose au croup, comme
on le croit généralement dans le monde, que parce
qu'il est de beaucoup le plus répandu parmi les enfants de notre contrée.

Je l'ai vu du reste se manifester : 1° chez une
petite fille, très-nerveuse et très-chétive, qui avait
pris froid pendant la convalescence d'une bronchite
assez grave pour laquelle elle avait gardé la chambre
pendant 15 à 20 jours.

Je l'ai vu encore chez une deuxième petite fille de 26 mois plongée dans le marasme par une syphilis héréditaire qui avait arrêté son développement.

Enfin, chez un petit garçon de 3 ans dont les membres inférieurs étaient contournés par le rachitisme, et qui subissait depuis long-temps un traitement par l'huile de foie de morue. Je l'ai constaté sur un nombre à peu près égal de filles et de garçons.

En dehors de ses caractères endémiques et épidémiques, le croup doit être considéré comme contagieux et nécessiter, pour cette raison, l'isolement des enfants malades d'avec leurs semblables, et une grande surveillance des personnes de tout âge qui leur donnent des soins. Voici les faits observés par moi qui m'engagent à soutenir cette manière de voir.

Le mardi 18 septembre 1855, le jeune Lainé, fils du contre-maître de la Fabrique de M. G..., près de Clermont, fut pris, en revenant de l'école de la ville, des premiers symptômes d'une affection croupale. — Le jeudi 20 septembre, le seul ouvrier de la Fabrique qui eût l'habitude de jouer avec l'enfant malade, le jeune Goubli, âgé de 18 ans, fut pris d'une angine couenneuse qui gagna bientôt le larynx. Certes, ces faits ont leur importance, mais ce qui donne encore plus de force à mon opinion contagioniste, c'est que, le mardi 25 septembre, c'est-à-dire huit jours après la manifestation morbide

chez le premier malade, trois personnes de la même
maison se présentèrent à mon observation avec les
signes incontestables de l'angine couenneuse au début, et que ces trois nouveaux malades étaient : 1°
le frère et un ami de Goubli, qui l'avaient seuls soi-
gné; 2° la domestique de la maison qui n'avait pas
quitté le jeune Lainé. J'ai dû de préserver les autres
ouvriers de la Fabrique aux soins que je pris de
faire coucher ces malades dans des appartements
séparés.

Je pourrais citer encore le jeune Louis F..., âgé
de quatre ans, qui fut pris du croup le 19 février
dernier, quatre jours après avoir visité sa cousine,
affectée de cette maladie.

Enfin, M. le docteur Beauregard, de Pontaumur,
m'assure avoir vu souvent tous les enfants d'une
même maison successivement atteints de cette maladie.

Il y a là évidemment un mode de transmission
par contagion analogue à celui si fréquemment observé pour la coqueluche.

A Clermont, comme partout ailleurs, le croup
présente trois périodes distinctes. Mais il est fort
rare d'observer la première dans notre pays. Cela
tient à la triste habitude qu'ont les gens de ne faire
appeler le médecin que lorsque le mal est souvent
sans remèdes.

Mais en interrogeant avec soin les malades et ceux
qui les entourent, on arrive presque toujours à cons-

tater que cette première période, dite d'invasion, a
duré de un à quatre jours. Elle se caractérise rarement par du frisson au début, mais toujours par du
malaise, de la tristesse, de la faiblesse générale, de
l'inapétence, un peu de fièvre, des accidents de toux
et de mal de gorge que l'on regardait comme sans
importance. Quatre fois seulement nous avons observé l'angine couenneuse précédant ou accompagnant le croup. Cette particularité s'explique par le
fait de la disparution des pellicules morbides de
l'arrière-gorge, dès le commencement de la deuxième période du croup (Guersent père, art. cit.)

Chez un seul de nos malades, les pleudo-membranes ne se sont montrées sous les amygdales et les
piliers du voile du palais que dans une période
avancée de la maladie. (Ob. publ. *in Union-médicale* 1855 p. 607.)

Chez une jeune fille, le croup s'est manifesté au
8e ou 10e jour d'une angine simple, traitée par les
vomitifs et les gargarismes astringents, au moment
où les symptômes du mal de gorge étaient tellement
amendés que depuis deux jours nous avions cessé
de voir notre malade.

Voici cette observation :

Le 4 février 1856, je fus mandé rue du Poids-de-
Ville, près de Mlle Louise G., âgée de 4 ans et demi.

Cette enfant blonde, bien constituée, d'une bonne
santé habituelle et d'un tempérament lymphatique-
sanguin bien prononcé, éprouve depuis la veille un

malaise léger én avalant sa salive ; — elle ne tousse pas ; — sa voix est claire bien qu'un peu nazillarde. Sa gorge examinée avec le plus grand soin ne présente pas de traces de fausses membranes. — Les amygdales sont très-légèrement gonflées. Une rougeur uniforme et peu vive colore toute la partie post-buccale, mais surtout les amygdales et les piliers du voile du palais. — La langue est blanche, l'appétit nul ; — la soif modérée ; — la respiration très-normale.

Ces accidents, qui ne nous présagent rien de funeste, s'amendent rapidement sous l'influence d'un vomitif, de boissons chaudes et d'un gargarisme astringent.

Le 12, la convalescence semble assurée;— pas de douleur en avalant, pas de toux, voix et respiration normales, gonflement léger avec rougeur à peine sensible des amygdales seulement ; — continuer le gargarisme.

Nous ne voyons pas cette enfant le 13.

Le 14, à 7 heures du matin, nous sommes mandé en toute hâte près de la jeune Louise. — Dès notre entrée dans la chambre qu'elle occupe nous sommes surpris d'entendre le sifflement laryngé caractéristique du croup.

Depuis la veille, sur les 3 heures du soir, notre malade a été prise d'une toux rauque et d'extinction de voix. Ces accidens, légers d'abord, et que les parents regardent comme un rhume contracté le 12 en

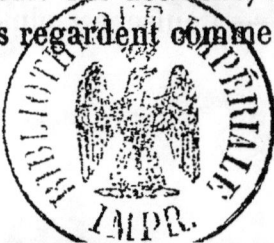

descendant à la salle à manger où Louise a voulu se
rendre pour assister au dîner de la famille; ces accidens légers, dis-je, se sont augmentés pendant la
nuit qui a été très-agitée et sans sommeil.

Louise est couchée sur le côté droit; son visage
est rosé comme si elle n'était pas malade; elle ne
souffre plus du tout de la gorge, sur laquelle je ne
constate aucune trace de concrétion diphthéritique;
mais sa voix est éteinte, la toux sourde, entrecoupée
par un sifflement très-fort et ne s'accompagnant que
de suffocations de peu de durée. Le sifflement laryngé qui nous a frappé en entrant dans la chambre
de la malade se perçoit très-bien à distance pendant
les inspirations; on le retrouve même, mais plus faible, pendant l'expiration, quand on écoute de près.
Il n'y a donc plus de doute; nous sommes en présence d'un croup confirmé, datant de 15 à 16 heures
au moins. — Prescriptions : deux sangsues de chaque côté du larynx ; — 5 centigrammes de calomel
toutes les heures ; — 10 centigrammes de sulfate de
cuivre en poudre dans une cuillère à bouche d'eau
sucrée toutes les 3 ou 4 heures, selon que la respiration sera plus ou moins gênée.

A midi, les sangsues ont abondamment saigné;
la 1re dose de sulfate de cuivre a déterminé des accès de toux et de vomissements qui ont eu pour résultat l'expulsion d'un morceau de fausse membrane,
long de deux centimètres, d'un blanc légèrement gris,
résistant et assez épais. — Louise est plus calme.

— On continue le calomel toutes les heures, et le sulfate de cuivre deux ou trois fois pendant la soirée et la nuit, si l'état de la respiration l'exige.

Le 15, deux autres morceaux de fausses membranes ont été rendus dans les accès de toux et de vomissements, chaque fois provoqués par la dose de sulfate de cuivre. L'amélioration est notable. — Le sifflement laryngé est moins bruyant; — la toux un peu moins fréquente et plus grasse, la voix est toujours nulle; — même traitement.

Le 16, quelques morceaux de fausses membranes se trouvent encore mélangés à quelques crachats épais. — Le sifflement est presque imperceptible pendant l'inspiration; il ne s'entend plus pendant l'expiration; — il est masqué par un râle muqueux à grosses bulles. — La toux est moins fréquente et plus facile, elle amène presque toujours quelques crachats. — La malade a dormi.

Un paquet de calomel toutes les deux heures; — sulfate de cuivre matin et soir seulement.

Le 17, même état, — même prescription.

Le 18, amélioration considérable;—plus de sifflement ni pendant la respiration ni pendant la toux qui est très-rare, très-humide et très-facile. Crachats épais et plus aérés. — On cesse la médication, et la convalescence arrive franchement. — La voix seule reste altérée pendant 15 à 20 jours

Comment, Messieurs, en présence de prodromes semblables à ceux qui se sont produits chez l'enfant qui fait le sujet de l'observation précédente, le praticien peut-il diagnostiquer un croup à son début ?

Cette question, si importante au point de vue pratique, est loin d'être d'une solution facile. — Si rien, jusqu'à ce jour, n'a été fait de positif sur ce sujet, cela tient certainement à ce que nous n'observons que très-rarement cette première période du mal. Je crois que, dans des cas semblables, il faut tenir grand compte du peu de rougeur des amygdales et du voile du palais, de la réaction peu vive et de la douleur légère, pour fixer son diagnostic. Mais si l'on ne se détermine pas à traiter par des moyens convenables ces inflammations trompeuses de la gorge sans fausses membranes, il faut au moins n'abandonner l'observation attentive des enfants que lorsque tous les symptômes ont complètement disparu, afin de saisir les premiers signes de la deuxième période du croup et la combattre énergiquement.

Cette deuxième période, si bien caractérisée par la voix éteinte, la toux bruyante et quinteuse entrecoupée par un sifflement plus ou moins fort, — par ses accès de suffocation spalmodique, son agitation et sa respiration sifflante, — c'est la période que nous rencontrons le plus souvent : c'est la période *du croup confirmé*.

Les signes qui caractérisent cette période se modifient selon l'état plus ou moins avancé de la maladie, selon qu'elle est influencée par la médication, et fournissent ainsi pour le praticien des indications du plus haut intérêt. Nous allons étudier rapidement ces modifications:

1° La voix, qui se voile au début, devient de plus en plus impossible selon que le mal s'avance vers la terminaison fatale; — elle devient plus sonore, plus distincte, au contraire, pour indiquer l'amélioration; elle reste toujours altérée après la guérison, pendant une période variable de 10 à 40 jours, selon l'intensité de la maladie;

2° La toux devient plus sourde, plus sifflante, plus sèche, plus difficile et moins fréquente, quand la deuxième période tend à s'aggraver; — elle est moins fréquente aussi, mais plus humide, moins sifflante et moins pénible quand la convalescence se prépare;

3° Le sifflement laryngé où laryngo-trachéal de certains auteurs, le sifflement laryngé, dis-je, que l'on indique toujours comme se produisant au moment de l'inspiration, je l'ai souvent constaté et pendant l'inspiration et pendant l'expiration; — il indique alors un embarras extrême du tuyau respiratoire, et comme le moment où la deuxième période est arrivée à son *summum* d'intensité. — Il est toujours plus fort, plus aigu pendant l'introduction de l'air dans les poumons, mais très-sensible néanmoins pendant l'expulsion de l'agent régénérateur du sang. Ce signe devient plus aigu pendant l'aggravation de la maladie; plus faible et peu-à-peu remplacé par une espèce de râle muqueux à grosses bulles dès que les mucosités ont remplacé les pleudo-membranes.

Je considère ce signe, fourni par l'auscultation attentive de la trachée, comme l'un des meilleurs pour établir le diagnostic différentiel du vrai et du faux croup. — C'est lui qui peut avertir du danger quand on est appelé près d'un enfant qui sommeille, ou chez lequel les accidents de toux et de suffocation qui avaient inquiété les parents ont été remplacés par un calme complet.

Voici le résumé rapide de l'observation d'une jeune fille chez laquelle j'ai dû me réjouir de l'avoir pris en sérieuse considération.

Le samedi 24 juillet 1856, je fus mandé en toute hâte à 9 heures du soir près de Mathilde B., fille d'un négociant de la rue des Gras. Cette petite fille, âgée de 3 ans, est d'une bonne santé habituelle, blonde et bien constituée; depuis deux jours elle a eu du malaise et quelques accès de toux; — elle a gardé la chambre, — bu de la tisane chaude de guimauve et pris des bains de pieds.

Le soir elle s'est couchée à 7 heures, après avoir pris du lait chaud. La mère qui est très-attentive la trouvait un peu moins fatiguée que la veille.

Sur les 9 heures, elle a été prise en se réveillant d'un accès de toux très-pénible et d'une suffocation très-forte. — Tous ces accidents se sont calmés en buvant de la tisane chaude, et Mathilde s'est endormie pendant qu'on était allé me chercher.

Cette narration me fit croire à un accès de faux

croup si fréquent chez les jeunes enfants qui s'en-rhument. — J'y croyais d'autant mieux qu'à mon arrivée je constatais l'état suivant : décubitus dorsal, — figure très-naturelle, — sommeil très-profond et très-calme, — peau légèrement chaude un peu moi-te, — pouls à 74 très-régulier.

Mais pendant que je m'étais baissé pour exami-ner l'état du pouls, je crus entendre un bruit insolite dans la respiration, et en approchant mon oreille je pus facilement percevoir le sifflement laryngé très-manifeste pendant l'inspiration seulement. Je m'em-pressai de réveiller l'enfant, et je retrouvai bientôt tous les signes du vrai croup au début de la deuxième période.

Je dirigeai mon traitément en conséquence, et le lendemain deux lambeaux de fausses membranes assez minces, mais longs déjà comme l'ongle de l'index, trouvés dans les matières vomies, vinrent me prouver que j'avais sagement agi en ne m'arrêtant pas au diagnostic que j'avais porté en me basant sur l'examen superficiel de la malade et sur le simple exposé des faits rapportés par ses parents.

La guérison fut rapidement obtenue en 6 jours, grâce à la promptitude et à l'énergie du traitement, et la voix ne resta pas altérée pendant plus de 10 à 12 jours.

En même temps que ces signes diagnostics, on trouve quelquefois pendant la deuxième période du croup un bruit laryngo-trachéal très-important.

Ce bruit, tout-à-fait semblable à celui que fait un drapeau agité par le vent, n'est accidentellement reconnu par le médecin que parce qu'il se produit presque toujours pendant les accès de suffocation; — il se perçoit en même temps que le sifflement laryngé devenu plus aigu ; — il est toujours produit par un lambeau de fausse membrane qui ne tient plus que d'un seul côté aux parrois du larynx, et qui est agité au gré du courant d'air qui traverse constamment le tube aérien. C'est alors qu'il est facile de faire cesser les suffocations en facilitant l'expulsion du corps étranger qui gêne la respiration.

Enfin, Messieurs, si les remèdes n'ont point amené l'heureux résultat de l'expulsion très-souvent multiple des fausses membranes, ou si malgré leur expulsion plus ou moins complète elles se sont fatalement reproduites, la voix devient impossible, — la toux cesse, — l'inspiration fait entendre un sifflement plus aigu, d'autant moins perceptible pendant l'expiration que la quantité d'air introduite est moins forte et son expulsion moins puissante. — L'agitation se calme, le malade semble endormi, le cou tendu, la tête portée en arrière, — tous les muscles inspirateurs se contractent, — la température baisse vers les extrémités, — les yeux éteints sont cerclés de noir, — le pouls devient agité, faible et irrégulier, et le malade s'éteint dans une agonie bien courte, qui se grandit de tous les regrets que nous donne l'insuffisance de notre thérapeutique médicale pour prévenir le fatal moment.

La mort par asphyxie est bien certainement le mode de terminaison le plus ordinaire de la laryngite-déphthéritique, mais ce n'est pas toujours après avoir parcouru régulièrement les trois périodes que cette maladie se termine par la mort. — Il survient quelquefois des suffocations tellement violentes pendant la deuxième période que les enfants tombent comme foudroyés.

J'ai été trois fois témoin de ces terminaisons inattendues. Une première fois en 1851, chez une jeune fille de la rue Sainte-Rose que je venais visiter à midi, après avoir constaté le croup le matin seulement.. Cette petite fille était, à mon entrée, assise sur son lit en proie à un accès de suffocation très-violent. Je conseillai de lui donner une cuillerée de potion stibée afin de ramener le calme en la faisant vomir; elle tomba morte au moment où la mère approchait la cuillère de ses lèvres. L'autre fait, tout semblable au premier, s'est présenté en 1852 chez la fille de M. R., rue de la Halle-aux-Toiles. Il y a quelques jours à peine, le 28 décembre 1856, j'ai perdu subitement à 2 heures un enfant de 3 ans chez lequel à midi j'avais constaté une amélioration sensible. Il est retombé sans mouvement sur son lit après avoir bu tout seul un demi-verre de tisane que la mère lui avait donné pour faire cesser un accès de suffocation. Il ne m'a pas

2

été possible de m'assurer par l'autopsie si le spasme de la glotte était, dans ces cas effrayants, la seule cause de la mort, ou si quelque lambeau de fausse membrane détaché avait produit l'asphyxie en obstruant les bronches. Je ne crois pas que le spasme de la glotte puisse à lui tout seul produire ces morts horribles que rien ne peut faire prévoir.

Que vous dirai-je de l'émotomie pathologique qui n'ait été dit avant moi, puisqu'il ne m'a jamais été permis de l'étudier sur le cadavre? Je crois avoir remarqué cependant que ceux des malades qui ne rendent que des lambeaux de fausses membranes transparentes, minces et nacrées, sont ceux sur la guérison desquels il faut le moins compter, parce que ces pellicules se détachent moins facilement et se prolongent plus loin que celles qui sont blanches, veloutées et plus épaisses.

Mais j'ai hâte, Messieurs, d'arriver à la partie plus directement pratique de mon sujet; je veux parler du traitement.

Je dois d'autant plus m'expliquer sur ce point, que ma thérapeutique a reçu par l'expérience de sensibles modifications qui sembleraient m'avoir conduit vers des résultats plus heureux que mes premiers essais.

Ils sont, hélas! bien peu considérables, mes résultats heureux, car je compte, sur 24 malades, sept guérisons seulement. Aussi j'estimerais fort celui qui nous indiquerait un vaccin pour prévenir, ou un quinquina pour combattre ce terrible fléau.

Il n'est pas, vous le savez, Messieurs, de thérapeutique en médecine qui ne soit basée sur l'idée plus ou moins juste que chacun de nous se fait de la maladie contre laquelle il doit diriger ses moyens. — C'est là la véritable source de nos indications plus ou moins rationnelles.

Je dois donc vous exposer, en peu de mots, dans quelles idées pathologiques je puise mes indications thérapeutiques relativement au croup.

Je considère le croup comme une *inflammation sui generis* du tissu muqueux pharyngo-trachéal produite par un *agent spécifique inconnu*, qui altère le sang et amène ainsi une exsudation *fibrineuse* qui devient alors le phénomène principal de la maladie et l'agent de son véritable danger, *l'asphyxie*.

De cette idée complexe, que j'espère justifier par la suite, découlent en effet, Messieurs, les indications que le praticien doit remplir pour combattre logiquement et avec succès l'affection qui nous occupe.

Ces indications sont au nombre de trois, savoir :

1° Tempérer la phlegmasie de la muqueuse pharyngo-trachéale, ou la modifier complètement ;

2° Favoriser la désobstruction de la trachée en provoquant l'expulsion des fausses membranes au moyen de la colonne d'air expirée avec force ;

3° Empêcher les fausses membranes de se reformer, ou hâter leur destruction.

C'est par l'examen rapide des trois propositions qui précèdent que nous allons terminer notre travail en vous faisant assister avec franchise à toutes les phases que nous avons parcourues pour arriver à nous faire enfin un traitement établi sur les données logiques que nous venons d'indiquer. Souvenez-vous toutefois, Messieurs, que nous n'avons à vous entretenir ici que des moyens anciens qui nous ont le mieux réussi.

1re indication. — Tempérer la phlegmasie de la muqueuse pharyngo-trachéale ou la modifier complètement.

L'inflammation de la muqueuse pharyngo-trachéale incontestablement admise par tout le monde, et prouvée du reste par la douleur, la rougeur, la tuméfaction des parties et l'excitation plus ou moins fébrile du pouls, précède toujours et accompagne au moins au début la production couenneuse. C'est donc à tort, croyons-nous, que, depuis quelques années, on semble renoncer à s'occuper de la combattre.

Les émissions sanguines préconisées jadis contre cette phlegmasie sont généralement abandonnées aujourd'hui dans la crainte du collapsus.

Nous avons été ramené à l'emploi de cet antique moyen par le fait suivant observé en 1854. C'était chez un jeune garçon de 30 mois auquel sa mère, avant de nous demander notre avis, avait appliqué deux sangsues, et qui rendit, à notre grande surprise, à la première dose de vomitif, une fausse membrane tubulée et assez épaisse.

Depuis lors, l'émission sanguine sagement conduite nous a toujours paru favoriser l'action des autres agents thérapeutiques, sans trop affaiblir les sujets.

Nous avons soin de n'employer qu'un nombre assez limité de deux, trois, quatre ou six sangsues au voisinage du larynx, selon la force du sujet et selon la gravité des accidents. Cette émission sanguine, que l'on doit surveiller attentivement, ne peut rendre service qu'au début de la maladie, ou à un moment peu avancé de la deuxième période. Ne serait-ce pas en provoquant tout d'abord un mouvement de retrait et un plissement léger de la muqueuse, en diminuant sa congestion, que cette émission sanguine faciliterait le décollement rapide et l'expulsion des fausses membranes?

La cautérisation plus ou moins profonde de la muqueuse post-buccale est le moyen depuis longtemps employé pour modifier complètement la phlegmasie et arrêter ainsi le progrès de la maladie. Ce moyen, d'un secours médiocre dans le croup confirmé, à cause de l'impossibilité d'atteindre toutes les parties malades, nous a rendu d'incontestables services en nous permettant de limiter à l'arrière-gorge l'angine diphtéritique. Aussi les faits nombreux relatés par les divers auteurs, en faveur de ce précieux moyen, son action puissante pour hâter la

guérison après l'opération de la trachéotomie, me
font craindre que M. *Marchal de Calvi,* dans son
éloquent mémoire publié en 1855 par l'*Union-médicale*, ne soit allé trop loin en signalant la cautérisation comme un mode vicieux, capable d'augmenter
les accidents.

La cautérisation, pour être utile, doit être faite avec
certaines précautions. Ainsi, nous croyons indispensable, comme le veut M. Robert-Latour, *Union-Médicale*
1855, d'écouvillonner au préalable avec soin l'arrière-
gorge pour la débarrasser de ses mucosités et autant
que possible de ses fausses membranes, afin d'agir
plus directement sur le tissu muqueux.

Dans un cas où les fausses membranes étaient très-
adhérentes et très-épaisses, nous avons conseillé avec
succès un gargarisme alcalin, souvent employé jour
et nuit, afin de dissoudre les produits morbides et de
favoriser ainsi la cautérisation.

L'agent caustique que nous avons employé presque exclusivement, c'est le nitrate d'argent, soit en
crayon, soit en solution très-concentrée portée sur
les parties malades à l'aide d'un tampon de charpie
solidement fixé à une tige flexible.

Une seule fois, nous nous sommes servi, dans le
même but, de l'acide chlorhydrique fumant qui ne
nous a pas semblé doué de qualités plus énergiques
que celles de la pierre infernale. Le sel d'argent res-
tera certainement préféré, grâce à l'habitude que

nous avons de nous en servir journellement et de le porter avec nous.

C'est encore dans le but de modérer l'état inflammatoire que les praticiens, séduits par les bons effets du vésicatoire dans les inflammations de la poitrine, ont été amenés à préconiser ce moyen contre la diphthérite-laryngée. Mais les résultats obtenus sont loin de justifier les espérances qu'avait fait naître cette analogie en apparence si légitime. Ce révulsif, considéré comme dangereux, ou tout au moins comme inutile, est aujourd'hui généralement abandonné en France.

Pour notre compte, quatre fois seulement nous avons essayé les vésicatoires en avant du cou et sur la partie antero-supérieure de la poitrine, sans jamais constater la plus légère amélioration après leur emploi. Il est juste de dire pourtant que s'ils n'ont pas été utiles, ils n'ont point aggravé la maladie. Jamais nous n'avons vu leur surface, non plus que les trous des sangsues, se recouvrir de plaques couenneuses. Ce fait s'explique par le peu de tendance qu'aurait la diphthérite à se généraliser dans notre pays.

Dans ces derniers temps, M. le docteur Abajo, dans le *Herald-Medico,* reproduit en 1854 par la *Gazette des Hôpitaux,* a publié trois observations de croup guéri par les vésicatoires.

Faut-il chercher, dans la seule différence des climats, l'explication de cette différence si grande de l'action du même remède dans la même maladie?

.2me indication. — Favoriser la désobstruction de la trachée en provoquant l'expulsion des fausses membranes au moyen de la colonne d'air expirée avec force.

C'est là, Messieurs, selon nous, l'indication la plus urgente à remplir, dans l'état actuel de la science, pour arriver à mener à bonne fin la maladie que nous étudions. C'est l'indication la plus généralement admise. Elle est indispensable dans les deux dernières périodes. C'est en cherchant à la remplir avec soin par des moyens appropriés que le praticien, s'il ne trouve pas toujours la guérison du croup, procure une amélioration notable qui lui donne le temps nécessaire pour diriger ses moyens thérapeutiques contre cette maladie.

Les agents employés pour remplir cette importante indication peuvent être classés dans deux catégories distinctes, savoir : 1° les agents qui produisent seulement des effets mécaniques; 2° les agents qui produisent en outre des effets médicamenteux.

Les agents de la première catégorie, aussi nombreux et aussi variés qu'ont pu l'être les inspirations du praticien, sont généralement abandonnés aujourd'hui pendant la deuxième période du croup. Ils avaient tous pour but de provoquer des quintes de toux ou l'éternument.

Nous nous sommes particulièrement bien trouvé dans plusieurs circonstances de l'action irritante des barbes d'une plume portée avec précaution dans la cavité de l'arrière-gorge, notamment en avril 1851, chez Mlle R..., âgée de trois ans, et chez laquelle les antimoniaux et l'ipécacuanha étaient trop bien tolérés.

Ce moyen ne doit jamais être laissé entre les mains des parents et n'être employé par le médecin lui-même qu'avec la plus grande réserve. La main la plus habile peut, par une manœuvre malheureuse, détacher de la glotte les fausses membranes et provoquer, en les repoussant dans le larynx, l'asphyxie spontanée.

Je n'ai jamais essayé les sternutatoires énergiques, mais je ne craindrais pas d'avoir recours aux secousses violentes qu'ils provoquent, chez les enfants indociles qui ne veulent prendre aucun remède.

Les agents, produisant des effets médicamenteux en outre des effets mécaniques, sont tous pris dans la classe des vomitifs. L'on estime que ces médicaments agissent en déterminant dans les crases des humeurs et dans les sécrétions bronchiques des changements heureux; en même temps que par l'ébranlement qu'impriment à l'organisme les secousses de vomissements, ils facilitent le décollement et l'expulsion des fausses membranes. (Homolle, — *Union médicale*, 1855).

A Dieu ne plaise, Messieurs, que nous semblions venir ici contredire cette judicieuse appréciation des auteurs! Appréciation basée du reste sur les nom-

breux résultats d'une saine observation. Nous sommes trop convaincu de l'influence générale des
vomitifs, et surtout de celle de l'émétique sur l'écono-
mie, pour venir la combattre aujourd'hui. Mais nous
devons vous dire franchement que pour la maladie
qui nous occupe, nous sommes loin de partager
l'avis de certains auteurs qui préfèrent l'action générale à l'ébranlement mécanique qu'impriment à
l'organisme les secousses de vomissements. Nous
croyons, nous, à l'utilité plus grande de l'action mécanique. — Toujours, en effet, nous avons remarqué
une amélioration notable après les vomissements
énergiques. — Dans tous les cas où la guérison est
venu couronner les efforts de notre médication, c'est
à l'effet vomitif toujours produit aussi souvent qu'il
était besoin que nous avons dû cet heureux résultat.
La mort est venu frapper impitoyablement au contraire tous ceux de nos malades qui toléraient trop
facilement le remède.

Ceci posé, nous allons vous indiquer, d'après des
impressions personnelles, la valeur relative des médicaments dont nous avons fait usage. Ces médicaments sont : l'Ipécacuanha, l'Emétique et le Sulfate
de cuivre.

1° *Ipécacuanha.* — Nous avons souvent employé
ce médicament, soit en poudre très-fine dans une
infusion chaude, soit en sirop, et nous l'avons vu
presque toujours manquer les effets vomitifs après
24 ou 36 heures, bien que nous ayons eu soin de di-

viser les doses et de les donner à de longs inter-
valles. — L'action expectorante de cette substance
si appréciée dans l'asthme et la coquelûche nous a
paru d'un médiocre secours dans la diphthérite-laryngée dès qu'elle n'était plus aidée par les secousses
du vomissement. Il faut peut-être faire entrer parmi
les causes de l'insuffisance de ce médicament la
possibilité souvent involontaire d'une mauvaise pré-
paration du sirop ou d'un mode vicieux de conserva-
tion de la poudre.

Emétique. — Ce précieux médicament, d'une action si rapide, si directe et si bien prouvée sur les
inflammations pulmonaires, ne nous a jamais réussi
dans le croup lorsque nous l'avons employé à hautes
doses dans les potions comme modificateur de l'inflammation et de la sécrétion bronchique. Mais nous
nous sommes bien trouvé au contraire de son emploi, toutes les fois que son action vomitive s'est
produite et soutenue pendant quelques jours. Il faut
alors l'employer à doses fractionnées et croissantes,
en n'oubliant pas de laisser un assez long intervalle
entre chaque dose. — Mais, quoiqu'on fasse, l'estomac ne tarde pas à le tolérer, et l'aggravation rapide
des symptômes prouve bientôt qu'on ne doit plus
dès-lors compter sur lui.

Sulfate de cuivre. — Cette année seulement,
Messieurs, après nous être longuement assuré de
l'insuffisance de l'Ipécacuanha et de l'Emétique
comme agents de la désobstruction de la trachée,

nous avons tenté l'emploi du sulfate de cuivre pour remplir cette indication. La crainte de ses propriétés irritantes et caustiques, et ses dangers comme poison, nous avaient fait négliger jusqu'alors ce précieux médicament.

Nous avons traité par les sangsues, le sulfate de cuivre et le calomel, cinq malades âgés de trois à six ans, et nous avons obtenu quatre guérisons dont nous faisons honneur à la puissance expulsive du sel de cuivre. — Le dernier de mes malades, dont je vous ai raconté la mort rapide pendant un accès de suffocation, avait déjà rendu trois lambeaux de pseudo-membrane, et l'amélioration nous avait paru tellement heureuse que, deux heures avant sa mort, nous avions interdit de le faire vomir sans que nous l'eussions prescrit de nouveau.

Nous avons employé le sel de cuivre d'après la méthode de M. Béringuier, à la dose de dix centigrammes dans une cuillerée à bouche d'eau tiède, 3, 4 ou 5 fois répétés pendant les 24 heures, selon que les accidents en fournissaient l'indication. — Jamais à cette dose élevée nous n'avons vu survenir d'accident d'inflammation ou d'empoisonnement, bien qu'une de nos malades ait dû prendre 7 doses dans les 24 heures. Le sel de cuivre reste peu, il est vrai, au contact de l'estomac, car, en moins de dix minutes, il provoque des vomissements énergiques, des quintes de toux et des efforts pour cracher du plus heureux effet, et cela toutes les fois que nous avons cru nécessaire de l'employer. Seul, notre dernier malade a dû prendre deux doses pour amener le premier vomissement.

Ainsi, Messieurs, en outre de son action sur la muqueuse trachéale, la rapidité avec laquelle le sulfate de cuivre fait vomir sûrement, les quintes de toux et les efforts pour cracher que provoquent, par leur goût métallique désagréable, les parcelles non dissoutes restées dans l'arrière-gorge où elles agissent comme caustique, doivent, croyons-nous, engager le praticien à le préférer à l'Ipécacuanha et à l'Emétique.

Mais il faut bien se garder de rejeter complètement de la thérapeutique du croup ces deux médicaments qui peuvent encore rendre de grands services chez les rares sujets qui toléreraient trop facilement le sel de cuivre, et chez lesquels on entretiendrait peut-être, par la variété de la médication, cette action vomitive si salutaire pour donner au médecin le temps de remplir la troisième indication.

3ᵐᵉ indication. — Empêcher les fausses membranes de se reformer ou hâter leur destruction.

Les médicaments préconisés pour remplir cette indication sont : le foie de soufre, l'ammoniaque et ses composés, les mercuriaux et surtout le calomel, enfin le bicarbonate de soude ou de potasse.

Tous ces médicaments, vous le voyez, Messieurs, ont été pris dans la classe des altérants généraux. Cela tient évidemment à ce que tous les praticiens, bien convaincus de la spécificité du croup, et ne pouvant agir sur l'agent inconnu qui le fait naître, ont tourné leurs efforts contre son produit morbide, en attaquant dans le sang l'élément fibrineux qui constitue ce produit.

Ce n'est pas chose facile que de démontrer bien clairement le mode d'action de l'agent spécifique du croup sur le sang. Je ne sais trop, pour mon compte, si l'on doit, avec M. Marchal de Calvi, admettre que la formation de la couenne diphthéritique dénote un excès de plasticité du sang, si elle tient à une altération anémique avec excès de fibrine, à une cause particulière croupale (*Luzsinski*), ou à telle ou telle autre altération de l'humeur vitale qu'inventerait l'esprit ; et je crains bien que, longtemps encore, le traitement général de la diphthérite ne soit placé sous le patronage d'hypothèses plus ou moins contraires à la vérité.

Nous laisserons donc sans les discuter ces savantes hypothèses, pour nous contenter d'examiner, au point de vue pratique, but définitif de la théorie, la valeur relative des médicaments dont nous nous sommes servi pour essayer de remplir cette indication. Ces médicaments sont : Le calomel et le bicarbonate de soude à haute dose.

Calomel : — Le calomel est le plus employé de tous les mercuriaux ; il jouit à juste titre de la confiance du praticien, pour faciliter le décollement et empêcher la reproduction des fausses membranes, soit qu'il agisse sur la masse du sang, soit qu'on admette seulement le bénéfice de son action élective sur la muqueuse pharyngo-buccale. Peut-être, et je le crois, à cause de ce double mode d'action. Quoiqu'il en soit, il faudrait bien se garder de compter sur son efficacité spécifique pour guérir le croup à lui seul.

Son action ne se manifeste jamais avant 24 ou 36 heures. C'est alors seulement que des lambeaux plus mous sont chassés plus facilement, que peu à peu le sifflement laryngé disparaît, et qu'enfin les crachats épais ne tardent pas à remplacer les pellicules morbides.

Longtemps nous avons administré le calomel par la méthode de Robert-Law, mais nos insuccès multipliés nous ont forcé d'élever graduellement la dose, et nous donnons assez généralement aujourd'hui 5 centigrammes toutes les heures. Malgré cette dose élevée, nous avons pu donner ce médicament pendant 4, 5 et 6 jours sans amener de salivation trop intense. Une fois pourtant, chez un jeune garçon de 4 ans qui ne prenait que 25 centigrammes en 24 heures, nous avons vu survenir au troisième jour une salivation exagérée qui le fit mourir en 15 jours, son indocilité, et le peu d'autorité de ses parents nous ayant rendu tout traitement impossible.

Il faut donc surveiller attentivement l'action de ce remède sur la muqueuse de la bouche, et dès que la salivation menace de devenir trop forte, se hâter d'administrer le chlorate de potasse qui, à la dose de 3 à 4 grammes, arrête tout danger en moins de 3 jours, comme nous nous en sommes assuré souvent. Le calomel peut même être continué sans crainte en même temps que le sel de potasse.

Le calomel, avec ses dangers de salivation, et malgré les bons résultats qu'il donne, nous faisait espérer depuis long-temps une substance plus facile à laisser entre les mains des parents. Aussi, quand, en 1855, un des observateurs de M. Marchal de Calvi vint proposer le carbonate de soude comme modificateur général capable de détruire rapidement les fausses membranes existantes ou d'empécher leur formation en diminuant la plasticité du sang, bien que cette théorie nous parût contestable, nous nous sentîmes disposé à faire l'essai de ce remède. Nous connaissions déjà par notre propre expérience les bons effets des alcalins pour dissoudre l'exsudation fibrineuse de la gorge; la lecture des observations de M. Lemaire (*Moniteur des Hôpitaux*, nos 83, 84, 85), celles de Luzsinski de Vienne; celles publiées à cette époque par les divers journaux et dans lesquelles, si le sel alcalin n'était pas toujours sorti vainqueur de la lutte, il s'était montré du moins un auxiliaire puissant et inoffensif des vomitifs et des émissions sanguines, nous firent bientôt partager les espérances de l'auteur.

Le dimanche 25 septembre 1855, je me trouvais en présence de deux malades, l'un âgé de 10 ans;

atteint du croup, l'autre ayant 18 ans, et ne présen-
tant encore qu'une angine diphthéritique. Je me hâtai
de prescrire à chacun de mes deux malades, qui ha-
bitaient la même maison : bi-carbonate de soude, 10
grammes dans un litre de tisane de guimauve à
prendre dans les douze heures.

Par une étrange fatalité, celui des deux malades
qui m'avait présenté les signes de l'affection la
moins grave, celui qui avait pris avec le plus grand
soin le remède indiqué, mourut le premier après
avoir absorbé 30 grammes de sel alcalin. — La
diphthérite, loin de s'amender, avait eu une marche
progressive, et en envahissant le larynx, elle avait
déterminé la mort par asphyxie.

L'autre qui avait le croup refusa de prendre
le bi-carbonate pendant les douze premières
heures. Sa maladie sembla s'améliorer sous l'influence de l'émétique employé comme vomitif et qui
avait déterminé l'expulsion d'une fausse membrane.
Il prit ensuite sur nos instances 20 grammes de bi-
carbonate de soude dans les 24 heures, mais l'émétique n'ayant plus agi comme vomitif, les symptômes
ne tardèrent pas à s'aggraver malgré le sel alcalin,
et il succomba 26 heures après avoir pris la première
dose.

Je sais bien que deux observations ne peuvent
suffire pour jeter le discrédit sur un médicament qui
compte sept succès au moins en France et un bien
plus grand nombre en Allemagne, où il jouit d'un

grand crédit; mais il faut bien convenir aussi que des faits de cette nature ne doivent encourager que médiocrement le praticien à se servir de cet agent de préférence au calomel, si généralement utile s'il est suffisamment aidé par la désobstruction de la trachée.

Dans cette maladie, plus que dans toute autre, il faut agir dès le début et avec énergie; aussi serait-il d'une grande utilité de pouvoir attaquer le mal dans ses manifestations prudromiques, afin d'en prévenir plus facilement les funestes effets.

Je vous ai montré, par les observations de Louise G.... et de Mathilde B..., combien les boissons chaudes, les bains de pieds, les gargarismes astringents et les vomitifs étaient peu efficaces pour empêcher la manifestation du croup, dans ces cas si fréquents dans notre pays, dans lesquels les fausses membranes ne se montrent pas dès le début sur la muqueuse de l'arrière-gorge enflammée. Ne reste-t-il donc rien à faire, en dehors de la cautérisation, dans cette première période du mal? Devons-nous longtemps encore assister, spectateurs impuissants, à la manifestation morbide, sans essayer d'en arrêter les progrès? Nous espérons qu'il n'en sera pas toujours ainsi.

Je trouve dans une série d'articles remarquables, publiés dans le *Moniteur des Hôpitaux* 1855, nos 142, 145 et 146, par l'un des membres de cette société, M. le professeur Imbert-Gourbeyre, une méthode thérapeutique qui doit servir, je l'espère, à combler la lacune que je viens de vous indiquer. Notre savant confrère fait revivre dans leur mémoire l'utilité, j'allais dire la spécificité du calomel dans le traitement des angines. — Les témoignages qu'il invoque et les faits personnels qu'il cite à l'appui de sa thèse sont d'un enseignement pratique tel que la vulgarisation de la méthode qu'il préconise doit certainement nous conduire à ne plus voir le croup se développer sous nos yeux, et pour ainsi dire à notre insu. Le calomel, si puissant en effet quand le croup est déclaré, pourra peut-être enrayer cette maladie dans son développement.

Nous nous proposons, pour notre compte, d'essayer ce médicament dans tous les cas analogues à celui de Louise G..., d'autant plus que, depuis longtemps déjà, nous administrons avec succès le calomel comme adjuvant de la cautérisation, lorsque l'angine couenneuse existe seule, et nous nous ferons un devoir de vous tenir au courant des bons résultats sur lesquels nous comptons.

Mais enfin, Messieurs, malgré nos efforts, malgré l'énergie de notre médication, si nous avons été appelé assez tôt pour le combattre, ou soit qu'il eût marché sans traitement, le croup arrive à la dernière période. L'enfant qui s'agitait hier encore, ne manifeste plus son existence que par un sifflement de plus en plus impossible; la vie est prête de s'échapper faute d'air. — Toute médication est désormais inutile à moins que, par l'ouverture artificielle de la trachée, nous ne nous empressions de donner passage à l'oxygène qui doit ranimer ce cadavre et nous fournir le temps nécessaire pour faire disparaître la maladie.

Je vous le demande, Messieurs, pourquoi, en présence de cette situation extrême si fréquente, ne pratiquons-nous pas toujours la trachéotomie?

Pourquoi à Clermont, où le croup est si souvent observé, et où, par bonheur, il est si rarement compliqué de maladie contrindiquant la trachéotomie, cette opération n'a-t-elle été pratiquée qu'une seule fois, dans les circonstances que je vais vous rapporter?

Obs. — M. A..., fils d'un cordonnier de la montée de Jaude, est âgé de dix ans; — il est d'une constitution robuste et d'un tempérament sanguin; sa voix est légèrement voilée d'habitude.

Depuis deux ou trois nuits, il est réveillé par une toux fatigante et quinteuse, — mais le jour, il s'occupe comme d'habitude, — pas de douleur, — appétit nul.

Le 14 mars 1851, en revenant le soir de l'école, il a été pris d'une toux plus intense et d'une suffocation qui ne s'était plus produite; — des boissons chaudes et des sinapismes ont semblé le calmer; — la nuit a été mauvaise, et nous le voyons le samedi 15, à 8 heures du matin.

Il est levé et veut se rendre en classe; — il ne souffre pas; — son visage est calme et bien coloré;

— pas de douleur, pas de fausses membranes à l'arrière-gorge; — voix éteinte; — toux croupale; — respiration légèrement sifflante; — croup au début; — repos au lit; — potion avec tartre stibé, 15 centig., et sirop d'ipéca, 30 grammes à prendre par cuillerées à bouche.

A 4 heures du soir, on nous mande à la hâte; — la potion a été prise sans faire vomir; — accès de suffocation terrible, voix impossible, toux vibrante et quinteuse entrecoupée par un sifflement très-aigu s'accompagnant du bruit de drapeau, anxiété extrême du visage.— Une plume d'oie introduite dans l'arrière-gorge provoque quelques quintes de toux qui chassent au loin un lambeau de fausse membrane triangulaire et très-mince; — le calme se rétablit, — le pouls monte rapidement à 86 et 90; — dix sangsues au cou, — sinapismes, — prendre par cuillerée à bouche une potion avec tartre stibé, 25 centigrammes.

Le 16 au matin, amélioration sensible; — quatre morceaux de fausse membrane ont été rendus pendant la nuit.

Le soir, la tolérance antimoniale est établie, l'état semble s'aggraver; — vésicatoire en avant du cou; — calomel, 10 centig. en 24 paquets, — un paquet toutes les heures.

Le 17, l'enfant est au plus mal, le vésicatoire et le calomel n'ont rien produit; il n'y a pas eu de vomissements bien que la potion stibée ait été prise régulièrement, et nous proposons la trachéotomie comme le seul moyen de sauver l'enfant malade. Le soir, M. le professeur Fleury se joint à nous pour engager les parents à laisser opérer leur enfant; — malgré la haute autorité de M. le professeur de clinique, nous ne pouvons obtenir que pour le lendemain matin la permission de tenter ce suprême moyen.

La nuit est terrible, l'enfant ne respire qu'avec la plus grande peine, nous craignons à chaque instant de ne pouvoir le conserver à la vie jusqu'à l'heure fixée pour l'opération, et les parents qui espèrent toujours refusent de céder à nos instances, à nos prières. Heureusement inspiré, sur les minuit, nous tentons l'emploi du sulfate de cuivre et nous obtenons par ce moyen un vomissement accompagné de l'expulsion d'une fausse membrane; le petit malade respire alors avec moins de peine, son pouls devient un peu plus sensible et plus régulier, et nous pouvons ainsi arriver jusqu'à 8 heures du matin.

Les parents ont accepté la dernière chance qui leur reste de conserver leur enfant. M. le professeur Fleury ouvre enfin la trachée, et nous avons l'ineffable bonheur de voir se ranimer à l'instant ce pauvre être que nous avions vu immobile et froid comme un cadavre.

L'opération fut habilement faite d'après le procédé de M. Trousseaux, elle ne présente du reste rien de particulier.

Après l'opération, le calomel fut continué à doses décroissantes. Le jeune opéré fut surveillé attentivement par un élève interne de l'hôpital ou par nous-même. Aussi tout sembla-t-il, pendant les premiers jours, marcher rapidement vers une heureuse terminaison.

Ainsi, le 22 au matin, le malade respire librement par la bouche, la plaie du cou étant fermée. Les poumons sont sains, la trachée ne laisse plus voir de traces de diphthérite, la suppuration de la plaie ne présente rien d'anormal, le pouls est régulier, sans fièvre, pas de sueur, pas de chaleur à la peau, le malade demande à manger.

A midi, même état que le matin, mais à chaque instant la foule nombreuse des curieux envahit la chambre étroite du malade dès que je ne suis plus là pour l'en empêcher, car, malgré mes observations, les parents se prêtent à ces funestes commérages.

Le soir, à 6 heures, frisson léger suivi de prostration et de mal de tête, rien d'anormal dans la poitrine, gargouillement léger et sans douleur dans la fausse iliaque droite, pas de stupeur, peau chaude, pouls à 100, bains de pieds à la moutarde, lavement purgatif, diète.

Le 23, la fièvre est la même, le mal de tête a diminué, la respiration se fait toujours bien, la suppuration est supprimée, les bords de la plaie ne sont pas recouverts de fausses membranes non plus que l'arrière-gorge ni la trachée, le frisson ne s'est plus montré. On s'occupe sur ma demande de chercher enfin une chambre habitable pour remplacer l'arrière-boutique obscure et humide où le malade est couché.

Le soir, même état que le matin, le frisson est revenu, potion avec l'extrait de quinquina.

Le 24, la fièvre continue, l'ouverture trachéale est fermée avec du diachylum et la respiration se fait librement par la bouche; les bords de la plaie sont blaffards et sans suppuration. Nous constatons dans un espace limité du sommet du poumon droit un peu de mutité et une gêne mal caractérisée du murmure respiratoire. Le frisson est revenu à plusieurs reprises pendant la nuit. Continuer la potion au quinquina.

Le malade est transporté dans une vaste chambre au deuxième étage où, après une sueur légère, il semble mieux se trouver.

Mais, pendant la nuit, les accidents s'aggravent encore, le malade tousse le matin, le pouls devient irrégulier et notre opéré succombe le 25 après une agonie de quelques heures seulement, 6 jours après l'opération.

Je n'ai pu m'assurer par l'autopsie quelle était cette lésion du poumon qui s'était manifestée par des signes si peu tranchés. Il est bien probable que cette mort si rapide doit être attribuée à quelques accidents de résorption purulente occasionnés par la mauvaise habitation du malade, rendue plus mal-

saine encore par les visites si multipliées des curieux.

Depuis ce malheureux insuccès, il m'a été impossible de pratiquer de nouveau cette salutaire opération, bien que souvent je me sois trouvé en présence
de pauvres enfants succombant à l'asphyxie qu'il
était inutile de chercher à combattre par d'autres
moyens. La résistance opiniâtre et inintelligente des
parents a toujours été un obstacle insurmontable pour
la réalisation de nos projets, et nous avons eu la
douleur de voir mourir sans secours bon nombre
d'enfants que nous aurions pu conserver à la vie.

Mais, Messieurs, cet obstacle insurmontable, cette
résistance si regrettable, si barbare des parents,
n'est-ce pas jusqu'à nous qu'il faut en faire remon-
ter la cause?

Avons-nous tous, dans toutes les circonstances
possibles, employé tous les moyens capables d'en
triompher?

La crainte, cette mauvaise conseillère, la crainte
de voir nos inévitables et trop fréquents revers habilement exploités par les bavardages des commères,
souvent provoqués par les propos peu bienveillants
d'un confrère, ou encouragés par son désobligeant
silence; cette crainte, dis-je, n'a-t-elle jamais arrêté
notre résolution?

Ah! c'étaient là, Messieurs, de ces funestes effets
de l'isolement qui ne peuvent plus, qui ne doivent
plus se manifester aujourd'hui.

La trachéotomie est trop dans le domaine de la pratique générale, c'est une opération trop facile, grâce aux règles tracées par M. le professeur Trousseau, elle est trop indispensable pour que nous ne nous efforcions pas de rendre à notre contrée le service d'en faire un moyen de traitement accepté par l'opinion publique.

Pourquoi ne serions-nous pas entraîné par le noble exemple et les heureux succès de MM. Bretonneau, Trousseau, Guersent fils, et de tant d'autres de nos confrères de Paris et de la province?

La statistique ne donne encore qu'un succès sur cinq opérations, mais ce chiffre si encourageant déjà ne tardera pas à s'augmenter à mesure que les médecins, plus maîtres d'eux-mêmes et de l'opinion publique, s'habitueront à pratiquer cette opération vraiment sublime dès qu'ils ne pourront plus compter sur l'action expulsive des médicaments.

Nous ne pouvons plus, nous ne devons plus laisser un seul enfant mourir du croup sans avoir tenté ce suprême moyen.

Unissons-nous donc, Messieurs, par une solidarité commune, pour forcer l'opinion publique à accepter la trachéotomie. Unissons-nous pour des consultations fréquentes et nombreuses, chez le pauvre comme chez le riche, et là notre unanimité à proposer l'opération devenant la garantie morale des familles, nous procurera la douce satisfaction de disputer à la mort ces nombreuses victimes si chères et si regrettées.

J'ai fini et me résume par les conclusions suivantes :

1° Le croup existe et il a toujours existé en Auvergne ;

2° Il peut être considéré comme endémique dans cette contrée;

3° Il se manifeste assez souvent sous la forme épidémique dans la montagne comme dans la plaine;

4° Il se produit toujours pendant le froid humide en hiver, et pendant les abaissements de température qui accompagnent la pluie d'orage en été;

5° Il se transmet par contagion;

6° Le sifflement laryngo-trachéal peut être considéré comme un des signes les plus importants pour distinguer le vrai du faux croup;

7° Les moyens de traitement qui doivent être employés répondent à trois indications principales. Ces moyens sont : 1° les sangsues en petit nombre au début pour modérer l'inflammation; 2° l'ipécacuanha, l'émétique et mieux le sulfate de cuivre comme agent de la désobstruction de la trachée; 3° le calomel comme modificateur général de la maladie;

8° Le calomel devra être employé dans la période prodromique dès que la diphthérite pourra être soupçonnée;

9° La trachéotomie devra toujours être pratiquée dès qu'on ne pourra plus compter sur l'action des médicaments employés comme agents de désobstruction du conduit aérien.

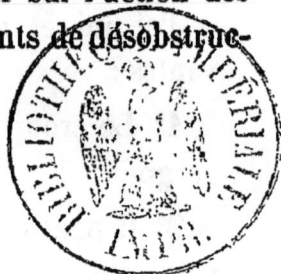

FIN.

Post-scriptum. — Le lundi 12 janvier 1357, je fus mandé au village de Durthol pour donner des soins à un enfant qui avait mal à l'estomac, me disait-on. — A midi et demie, je me trouvais en présence d'une petite fille de 6 ans qui me présentait tous les signes du croup à la troisième période. — Je déclarai que toute médication était inutile sans le secours de l'opération. — Les parents qui n'avaient cru leur enfant malade que depuis la nuit précédente, bien qu'elle eût mal à la gorge depuis 4 ou 5 jours, insistèrent pour que des remèdes lui fussent administrés. Je devais opérer le lendemain matin si les remèdes n'avaient pas guéri la malade. — J'essayai, mais en vain, de leur faire comprendre que l'opération était urgente; que le lendemain, il serait certainement trop tard; que la mort était tellement proche que, peut-être, je n'aurais pas le temps de revenir de la ville avec les instruments nécessaires pour faire l'opération. — Je dus me résigner à tenter l'impossible. — Je prescrivis le sulfate de cuivre et le calomel.

La petite malade expira le soir à 4 heures sans avoir rendu de fausse membrane, malgré deux vomissemens provoqués par le sel de cuivre.

Dans la même maison, couché dans son berceau, dormait paisiblement un jeune enfant blond, âgé de 19 mois. — Cet enfant était le frère de la jeune fille dont la position était si grave.

Je prévins les parents que le croup étant contagieux ils devaient placer ce jeune garçon loin de sa sœur et le surveiller attentivement pour ne pas laisser la ma-

ladie dépasser le moment où nous pouvons la combattre. — J'examinai avec soin, du reste, le petit garçon, après l'avoir éveillé, et je ne trouvai rien dans
l'arrière-gorge, rien dans la voix, rien dans l'auscultation de la trachée, qui pût me faire craindre l'invasion
prochaine de la diphthérite.

Le mercredi 14 janvier, en rentrant chez moi à midi, je trouvai dans mon cabinet mon jeune garçon de
Durthol, et je ne fus pas peu surpris de reconnaître
qu'il était atteint du croup à la deuxième période assez
avancée.

J'appris alors qu'il avait toussé un peu pour la première fois dans la nuit du lundi au mardi.— Son père
lui avait alors administré le vomitif indiqué pour sa
sœur; — il avait vomi beaucoup et n'avait plus toussé
de la journée. — Dans la nuit, la toux revint à plusieurs reprises, mais les suffocations n'avaient paru
que le mercredi matin, et sa voix ne s'était complètement éteinte que pendant la route.

Je priai ces braves gens de faire le sacrifice de res-
ter à la ville pendant quelques jours, pour qu'il me
fût plus facile de surveiller le malade et de le traiter
convenablement.

Estimant que le sel de cuivre administré pendant
long-temps chez un enfant si jeune pourrait bien ne
pas être sans danger, je prescrivis : Ipéca, 25 centig.;
— Emétique, 1 centig. pour une dose à prendre dans
un quart de verre d'eau tiède toutes les 3 ou 4 heures;
— Calomel, 20 centig. en 24 paquets, un paquet toutes
les heures.

L'enfant fut placé dans une chambre au quatrième dans la rue des Petits-Gras.

A 4 heures, je visite le petit malade avec mon confrère le docteur Pradier; la respiration se fait mieux qu'à midi. — Le malade a rendu quelques fragments de fausses membranes; nous convenons d'attendre encore pour pratiquer la trachéotomie. Le calomel a été oublié.

A neuf heures, même état, — l'enfant n'a pris que deux paquets de calomel; — le vomitif a échoué la dernière fois — je prescris le sulfate de cuivre, — des frictions avec l'ong-napolitain et l'extrait de belladone sur le cou; — j'insiste pour que l'on ne manque pas de venir m'appeler si le sel de cuivre ne fait pas vomir à la première dose.

Le jeudi 15 janvier, huit heures du matin. — Le cou est tendu, la tête renversée en arrière; — la respiration très-pénible, — il n'y a pas eu de fausses membranes dans les vomissements. On ne peut plus attendre; — je pratique la trachéotomie en présence de mes confrères Pradier et Grandclément, qui ont bien voulu m'assister.

L'opération est faite en prenant toutes les sages précautions indiquées par M. Trousseau dans *l'Union-Médicale*, — 1851, p. 308. — Ainsi, après avoir placé l'enfant sur une table, j'ai fait tendre fortement le cou en arrière en plaçant un coussin roulé sous les épaules; — j'ai tracé ensuite avec une plume, sur la ligne médiane, une ligne qui allait du cartilage-thyroïde à l'échancrure supérieure du sternum, — puis, placé à la droite de mon malade, j'ai fait un pli transversal à la peau. J'ai confié l'autre côté de ce pli à M. le doc-

teur Pradier, placé en face de moi, puis, en suivant
la ligne tracée à l'encre, j'ai divisé ce pli dans toute
son épaisseur ; j'ai séparé les muscles avec le dos de
mon bistouri, M. le docteur Pradier ayant soin d'écar-
ter avec une érigne tout ce qui se trouvait de son côté,
tandis que du mien j'écartais les parties avec une
pince.

Les veines ont été écartées comme les muscles. —
M. le docteur Grandclément ayant soin d'éponger la
plaie chaque fois qu'il se produisait une goutte de sang,
nous avons pu arriver sans encombre sur les carti-
lages de la trachée, — puis, guidant avec le doigt in-
dicateur de la main gauche, la pointe de notre bistouri, nous avons fait une ponction entre le deuxième
et le troisième anneau de la trachée ; saisissant alors
notre bistouri boutonné, nous avons fait au conduit
aérien une ouverture de deux centimètres environ. —
La canule a été facilement introduite et l'enfant a res-
piré librement.

Nous avons vu notre opéré à dix heures et à midi —
son état semblait s'améliorer de plus en plus ; — la
respiration se faisait librement par l'ouverture artificielle, — plusieurs morceaux de pleudo-membrane
avaient été chassés.

A deux heures après midi nous trouvâmes l'enfant
expirant, et nous apprîmes seulement alors que le
petit malade avait la diarrhée depuis quatre jours ;
que depuis le matin il avait eu onze selles, — le père
nous avait caché cette circonstance, parce qu'il consi-
dérait la diarrhée comme moins fatiguante et tout
aussi utile que les vomissements que nous cherchions
à obtenir : — *l'enfant chassait ainsi par le bas bien plus*

facilement ses humeurs. — De plus, ce malheureux homme, poussé par le désir de sauver promptement son fils, lui avait administré non-seulement les remèdes qu'on avait prescrit pour lui, mais encore ceux de sa sœur.

Que de réflexions n'aurais-je pas à faire? — que d'enseignements dans ces deux faits ! Mais je serai bref — je dirai seulement :

Qu'il est évident que le croup s'est transmis par contagion de l'individu malade à l'individu sain; que le croup à la troisième période est au-dessus des ressources de la thérapeutique médicale si la trachéotomie ne vient pas à son aide?

Qu'il est urgent de pratiquer la trachéotomie dès qu'on ne peut plus compter sur les médicaments; — qu'il faut s'arrêter dans l'administration des remèdes avant que la diarrhée se manifeste, ou tout au moins avant qu'elle n'ait pris des proportions dangereuses; — qu'il est on ne peut plus fâcheux d'être forcé de laisser entre des mains inintelligentes et qu'un zèle aveugle égare, des médicaments aussi dangereux que ceux qui sont employés dans le traitement du croup.

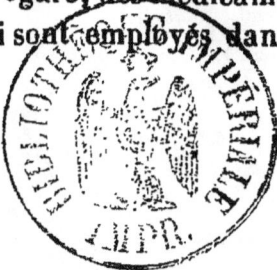

www.ingramcontent.com/pod-product-compliance
Lightning Source LLC
Chambersburg PA
CBHW050532210326
41520CB00012B/2535